86
Td 231.

LES DIABLES DE MORZINE

EN 1861,

OU

LES NOUVELLES POSSÉDÉES

Td 86 231.

Lyon — Impr. d'A. Vingtrinier.

LES

DIABLES DE MORZINE

EN 1861

OU

LES NOUVELLES POSSÉDÉES

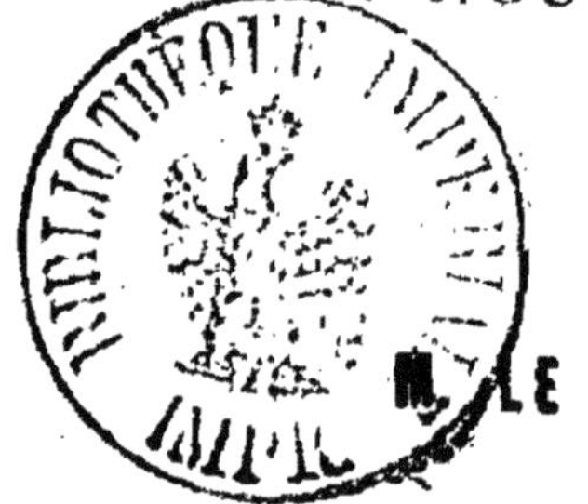
BIBLIOTHÈQUE IMPÉRIALE

PAR

M. LE DOCTEUR CHIARA.

(Extrait de la Gazette médicale de Lyon).

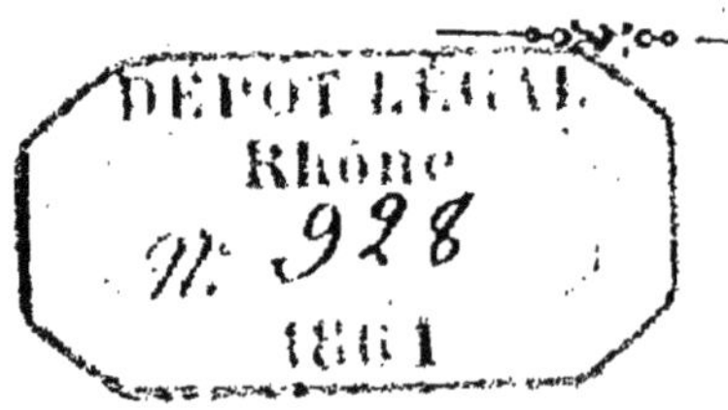
DÉPOT LÉGAL
Rhône
N° 928
1861

EN VENTE

CHEZ MÉGRET, LIBRAIRE,

QUAI DE L'HÔPITAL, 51.

1861

LES

DIABLES DE MORZINE

EN 1861

En lisant ce titre, vous croirez sans doute que je vais vous reporter aux légendes fantastiques du moyen-âge, vous faire assister aux scènes burlesques du sabbat? Point : il s'agit ici d'une étude de faits contemporains, que j'ai vus de mes propres yeux, et de la réalité desquels chacun peut encore s'assurer.

La foi aux possessions et aux sortiléges diaboliques, enfantée autrefois par l'ignorance et la superstition, entretenue et développée par le fanatisme religieux, n'est plus aujourd'hui qu'un fait naturel que la science a dégagé des nuages qui l'enveloppaient et sur lequel, sans avoir dit son dernier mot, elle a répandu de vives lumières. Aussi cette croyance ridicule a-t-elle fait place à une incrédulité aussi générale que légitime.

Ce n'est donc pas sans étonnement qu'on lira ce récit. Au premier abord, je dois le dire, rien de plus naturel que cette surprise; mais si l'on veut bien se rappeler que certaines contrées sont encore soumises aux mêmes influences religieuses, ou pour mieux dire aux mêmes superstitions qui existaient il y a deux ou trois siècles, on ne sera pas étonné de retrouver de nos jours, avec les mêmes causes, une épidémie qui occupa une si grande place dans le martyrologe des âges précédents. Et, sans aller plus loin, ne sommes-nous pas tous les jours témoins des aberrations incroyables qu'engendre l'humaine crédulité, même chez des personnes éclairées? Les magnétiseurs, les médicastres, les esprits frappeurs, les tables tournantes et parlantes, etc., etc., les spirites, n'ont-ils pas leurs fanatiques, pauvres visionnaires qui monteraient encore sur le bûcher pour rendre témoignage de leurs croyances? Hélas! plus l'arrogance est audacieuse, la jonglerie grossière chez les uns, plus la foi est ardente, aveugle, passionnée chez les autres. Cessons donc de nous ébahir, et acceptons les faits dont la raison et la science feront sans doute justice un jour.

Je n'ai pas la prétention de donner sur la matière un traité complet: d'autres plumes plus autorisées que la mienne rempliront cette tâche. Je viens seulement esquisser à grands traits un tableau dont les caractères sont restés vivement empreints dans mon esprit.

Morzine est un pays de deux mille deux cents âmes environ, situé en Savoie, dans les hautes montagnes du Chablais, au fond d'une vallée profonde, et à 9 *heures* de Thonon. Les communications entre ce village et le chef-lieu sont extrêmement difficiles, impossibles même, une grande partie de l'année. On ne peut y arriver qu'à pied, ou à dos de mulet: les chariots de montagnes n'y circulent que très-rarement. Ce ne sont pas des routes, ce sont des sentiers pierreux et escarpés; c'est le lit des torrents, qui conduit dans ces pays abandonnés.

La population est intelligente, honnête, laborieuse. Les hommes sont en général maçons ou tailleurs de pierres; presque tous émigrent au printemps en France ou en Suisse, et ne rentrent dans leurs foyers qu'au retour des neiges, y apportant, avec le produit de leurs économies, un esprit plus cultivé et des idées plus ou moins façonnées au contact de la civilisation : ceux-ci forment la partie saine des habitants, ou le camp des incrédules, des *rouges*...; l'épidémie n'a point de prise sur eux.

Il n'en est pas de même des autres. Ne sortant jamais de leurs gorges montagneuses, n'ayant aucune relation avec des centres plus populeux et partant plus éclairés, ils se trouvent, pour ainsi dire, réduits à eux-mêmes. Personne pour les instruire et les diriger dans la bonne voie ; ils continuent à suivre leurs errements séculaires, voués à l'ignorance et aux superstitions. Aussi est-ce parmi eux que l'épidémie fait ses plus nombreuses, pour ne pas dire ses uniques victimes.

Historique.

Le premier cas de démonie observé, est celui d'une jeune fille d'un village voisin de Morzine, d'Essert-Roman, il y a près de cinq ans. Dans ses accès, cette malade prétendait qu'elle ne pouvait guérir que si elle allait à Besançon se faire exorciser. Elle y alla, et revint guérie, tout en conservant néanmoins une grande impressionnabilité nerveuse et un caractère très-irritable. C'est cet exemple qui a, pour ainsi dire, légitimé, aux yeux de la crédulité et des intérêts, toutes les pratiques mystiques auxquelles, au nom de la religion, on s'est plus tard adonné dans le but de délivrer ces possédées de leurs démons. Dans la guérison de cette jeune fille, on avait vu un fait surnaturel, lorsqu'il n'y avait qu'un résultat pur et simple, dû soit aux distractions du voyage, soit à la satisfaction d'un désir ardent, soit aux changements de tout genre survenus dans la vie morale et matérielle de la démoniaque.

Chose singulière, ce cas est le seul qui se soit présenté en dehors de Morzine, malgré la proximité des hameaux et des villages environnants, malgré les relations constantes de ces différentes populations entre elles.

Cette exception, étrange pour un village qui est soumis aux mêmes influences physiques et morales que les pays voisins, ne pourrait-elle pas s'expliquer par une différence dans l'instruction religieuse qui y est donnée? Au lieu de les rassurer par les pensées consolantes de notre dogme, n'a-t-on pas au contraire trop effrayé des tortures de l'enfer de pauvres imaginations; et, pour me servir d'une expression du père Bridaine devant la cour de Louis XIV, n'aurait-on pas *porté la terreur et l'épouvante dans ces âmes simples et fidèles qu'il aurait fallu plaindre et consoler?...* La suite de cette étude nous fera voir jusqu'à quel point pareille assertion peut être vraie.

D'Essert-Roman, cette affection ne tarde pas à s'étendre à Morzine. Le 10 mars 1857, la jeune Tavernier, âgée de dix ans, tombe malade à l'époque de sa première communion. Les deux filles Plagnat, ses voisines, l'ayant vue en *crise*, sont bientôt possédées à leur tour.

Persuadés sans doute que ces pauvres hallucinées étaient en la possession du diable, les prêtres de l'endroit se mettent en devoir de les exorciser. Mais l'épidémie n'en continue pas moins sa marche ascendante, elle s'étend de maison en maison, de hameau en hameau, et bientôt toute la paroisse est envahie par le fléau satanique. Les exorcismes redoublent, et, avec eux, le nombre des malades et l'intensité des symptômes. Les prières, les aspersions d'eau bénite, les pratiques religieuses destinées à conjurer les esprits infernaux, bien loin de guérir ou de soulager ces malheureux, ne font au contraire que les exalter et les confirmer dans leurs absurdes croyances. Leur imagination est tellement frappée qu'ils voient l'épidémie sévir sur les enfants au berceau et sur les animaux domestiques. La poule, l'âne, le mulet ou la vache de la maison éprouvent-ils le moindre malaise? tout vient d'un *sort qu'on leur a jeté* ; et d'aller quérir le prêtre.

Parmi les faits étonnants que l'on m'a signalés relativement aux bestiaux, il en est un très-curieux, que j'ai déjà vu relaté quelque part, si mes souvenirs ne me trompent. Deux personnes qui m'ont paru dignes de foi, et qui par conséquent étaient incrédules au sujet de la possession, m'ont affirmé que certaines vaches ne donnaient pas leur lait aux possédées, soit que celles-ci employassent des procédés douloureux ou inusités dans l'action de traire, soit qu'elles en fissent seulement le simulacre, bien que croyant remplir cette fonction en conscience. Ces mêmes vaches, m'a-t-on dit, en fournissaient sans difficulté, voire même en abondance aux personnes non prévenues et jouissant de l'intégrité de leurs facultés intellectuelles. On comprend combien cette bizarrerie a dû frapper des cerveaux déjà malades ; plus de doute, rien n'était épargné :

« Ils ne mourront pas tous, mais tous seront frappés! »

Les choses en étaient là depuis un certain temps lorsque le gouvernement sarde, voulant enfin avoir l'air de s'en préoccuper, envoya le docteur Tavernier, de Thonon, sur les lieux pour étudier cette maladie. Ce praticien, natif de Morzine, et qui y avait exercé pendant plusieurs années, s'acquitta de sa mission avec un zèle et une intelligence tout particuliers : il rédigea un rapport remarquable à plus d'un titre. Peines inutiles, la sollicitude gouvernementale n'alla pas plus loin.

Enfin, vint l'annexion de la Savoie à la France. L'épidémie était alors dans sa plus grande intensité. Le nouveau gouvernement, prenant à cœur l'état de cette malheureuse commune, y envoya d'abord notre éminent aliéniste, le docteur Arthaud, de Lyon, puis le savant inspecteur des aliénés de France, le docteur Constant, qui tous deux ont proposé divers moyens thérapeutiques aussitôt mis en usage, et entre autres l'isolement, la séquestration des malades. Le docteur Constant a passé trois mois sur les lieux et s'est livré à des études spéciales qui, nous l'espérons bien, se résumeront bientôt en un Traité *ex professo*.

Lorsque ce médecin se rendit à Morzine, l'exaspération touchait au paroxysme le plus violent : il dut se faire accompagner par quarante hommes de troupe et une brigade de gendarmerie, tant pour sa sécurité personnelle que pour surmonter les obstacles qu'opposaient ces démoniaques ou leur famille à l'application de l'isolement.

Après son départ, l'épidémie diminua. Mais cette diminution n'a été que temporaire, et aujourd'hui elle est plus apparente que réelle. En effet, si le nombre des démoniaques est moins considérable à Morzine qu'autrefois, c'est que plusieurs ont été éloignés de leur pays par mesure hygiéniqne, et que beaucoup d'autres, pour se soustraire à cette coërcition, se sont enfuis au sommet des montagnes, et se tiennent cachés dans les chalets qu'ils habitent ordinairement durant la belle saison.

Aujourd'hui, le service spécial de ces malades est confié aux soins du docteur Caille, d'Annecy, qui déploie, lui aussi, un dévoûment et une intelligence dignes de sa mission.

Maintenant, je devrais passer à l'étude des causes, si je suivais l'ordre didactique et si j'avais l'intention d'écrire un mémoire complet sur cette épidémie. Mais, comme tel n'est pas mon but, et, pour que le lecteur puisse embrasser d'un seul coup d'œil l'ensemble de ce tableau, je vais rapporter les remarques que j'ai faites moi-même sur les lieux. Elles donneront une idée générale assez exacte de cette singulière affection. Je passerai ensuite aux renseignements que j'ai recueillis, puis aux causes, et aux considérations tant générales que particulières. Comme on le voit, si je ne rive pas mon sujet aux plans adoptés par les traités classiques, je lui conserve cependant une certaine forme scientifique, celle des observations, par exemple, qui m'est indispensable pour la clarté et l'exactitude de ce travail.

Les trois premières possédées que j'ai vues étaient à l'hôpital de Thonon ; c'étaient les filles Taberlet, Péronne Marulaz et Angélique Baud, âgées de 17, 18 et 24 ans. Les deux premières sont d'un tempérament lymphatique-nerveux, la troisième est sanguine et d'une constitution athlétique ; toutes les trois sont fortes et bien organisées. Rien dans leur physique ou leur moral ne peut me faire penser à l'existence d'une maladie quelconque. Leur caractère est doux et affable ; leur tenue, décente ; elles me frappent toutes par la netteté, la promptitude et l'à propos de leurs réponses.

Dans cette visite, j'accompagnais les deux médecins de l'hôpital, MM. Noël et Tavernier, dont je me fais un devoir de rappeler ici la parfaite obligeance pour leur en témoigner ma gratitude. Nos trois jeunes filles ne donnèrent d'abord aucun signe d'une affection morbide ; elles étaient tranquilles et calmes, prêtaient à notre conversation une attention discrète, ne s'y mêlant que lorsqu'elles étaient interrogées.

Déjà je commençais à craindre que le but de ma visite ne fût manqué, ne voyant pas venir d'accès, lorsque, sur une parole ayant trait à la religion, Péronne Marulaz se mit à faire des gestes de déglutition, à pousser une espèce de hoquet, accompagné de mouvements alternatifs de la tête en avant et en arrière. Menacée par le docteur Noel d'un fer rouge, la malade répondit que cela *lui était égal ;* néanmoins la crise s'arrêta instantanément.

Revenant alors à notre conversation, — et la continuant à dessein sur un sujet religieux — Angélique Baud prit un accès complet, quoique léger au dire de mes confrères, et que la crainte du fer rouge fût impuissante à maitriser. En voici le narré.

Observation d'Angélique Baud. — Rappelons que cette fille est âgée de 24 ans, qu'elle est très-sanguine et très-vigoureuse, d'une santé florissante, malgré sa maladie qui dure depuis quatre ans, malgré aussi trois mois de détention qu'elle vient de faire dans les prisons de Thonon, pour actes de violences exercées contre Jean Berger, le magicien actuel, ou le *jeteur de sorts* de Morzine, ainsi que nous le verrons tout à l'heure. Elle n'a jamais éprouvé de troubles dans la menstruation.

Au début de son accès, les premiers symptômes que l'on observe sont les mêmes que ceux que j'ai rapportés plus haut au sujet de Péronne Marulaz. Puis les membres supérieurs et la tête entrent en convulsions. Les bras se tordent en tous sens; la figure devient rouge, grimaçante, hideuse; le cou se gonfle; sentiment de strangulation à la gorge. Les membres inférieurs sont immobiles, ou plutôt n'éprouvent que des mouvements communiqués, la malade restant debout et appuyée contre l'embrasure d'une fenêtre : les convulsions ne paraissent pas descendre plus bas que le diaphragme.

Comme chez toutes ces malades, la sensibilité générale est complètement abolie ! On a beau les pincer, les piquer ou les brûler, elles ne ressentent rien. Angélique ne répond à ces expériences par aucun signe, aucune parole de douleur.

Enfin, après quelques instants d'une scène muette, d'une pantomime plus ou moins expressive, notre possédée se met à pousser des jurons horribles. Ecumante de rage, elle nous injurie tous avec une fureur sans pareille. Mais disons-le tout de suite, ce n'est pas la fille qui s'exprime ainsi, c'est le diable qui la possède, et qui, se servant de son organe, parle en son nom propre. Quant à notre énergumène, elle n'est qu'un instrument passif chez qui la notion du *moi* est entièrement abolie. Si on l'interpelle directement, elle reste muette; Belzébuth seul répondra.

Enfin, après trois minutes environ, ce drame effrayant cesse tout à coup comme par enchantement. La fille Baud reprend l'air le plus calme, le plus naturel du monde, comme si rien ne se fût passé. Elle tricotait avant, la voilà qui tricote après, sans qu'elle paraisse avoir interrompu son travail. Je l'interroge : elle me répond qu'elle n'éprouve aucune fatigue, et ne se ressouvient de rien. Seulement, elle me dit que « lorsque l'accès veut se déclarer, elle ressent une gêne, *quelque chose qui la barre* au creux de l'estomac, et qui, remontant jusqu'au cou, vient l'étouffer et l'étrangler. »

Je lui parle des injures qu'elle nous a dites ; elle les ignore ; mais elle paraît en être contrariée et nous fait ses excuses.

Observation de la femme Berger, prise à Morzine. — Cette malade est âgée d'environ trente ans, mariée et mère de famille. Elle est brune et d'un tempérament nerveux. La menstruation a toujours été régulière. Lorsque j'allai la visiter, elle se disposait à partir pour Sallanches où l'on devait la séquestrer. En entrant dans sa chambre, je la vis penchée sur ses paquets : je lui adressai la parole, elle ne me répondit pas. Bientôt après, elle prend des mouvements convulsifs dans la tête et les membres supérieurs, puis elle se met à parler d'une voix saccadée. Je la pince et je la pique par surprise avec une forte aiguille, elle ne donne aucun signe de douleur, restant toujours appuyée sur la table. Bientôt elle se jette à terre et se roule en tous sens, frappant aveuglément les meubles et le plancher de ses mains avec une violence extraordinaire. La figure est rouge et le cou gonflé ; elle suffoque. Les paroles meurent souvent inachevées sur ses lèvres, empêchées qu'elles sont par les spasmes du larynx. Je remarque que les parties sus-diaphragmatiques seules sont agitées ; les membres inférieurs ne se meuvent qu'à la suite des bras et du tronc. Je répète, à ce moment, les mêmes expériences au sujet de la sensibilité. — Même résultat négatif.

Elle continue à se débattre et à vociférer.

« Je suis d'Abondance (pays voisin), disait le diable par sa bou-
« che : j'ai été plongé dans les flammes éternelles pour avoir mangé
« de la viande le vendredi.... (La plume hésite souvent à reproduire leurs paroles ; elle se refuse à écrire les jurons, les imprécations de ces forcenées). « Oui, je suis damné, continue-t-il,
« *mortuus est damnatus* (remarquez que le diable parle de lui à la première personne en français, et qu'il emploie la troisième en latin) « il faut que je tourmente la femme, il faut que je l'entraine
« avec moi. »

Viennent ensuite deux autres passages latins que je ne peux pas me rappeler ; mais je me souviens très-bien qu'ils ne se faisaient remarquer ni par leur correction, ni par leur élégance. — Inutile de dire que ces citations ne sont et ne peuvent être que des réminiscences de la chaire ou des exorcismes.

Après cette parade en linguistique, se levant d'un seul bond et tout d'une pièce, la femme Berger ou plutôt le diable, s'écrie :
« Je suis mort noyé, il faut que la femme meure de même, » et elle s'élance pour aller se jeter dans la rivière, où elle a déjà une fois failli trouver la mort. Trois hommes robustes ont de la peine à la retenir. Elle déploie des forces extraordinaires, mais elle ne cherche pas à nuire, à faire du mal ; elle ne veut que s'échapper. Après quelques instants de lutte, elle revient s'appuyer sur la table et recommence ses apostrophes. « Ah ! vilain barbu de médecin... dit-
« elle, tu veux nous chasser de la femme, nous ne te craignons pas
« avec tes potions, tes pilules, tes médecines. — Viens, nous te dé-
« fions. Ce qu'il faut, vois-tu, mauvais rouge, ce qu'il faut, ce sont
« des prières, des prêtres, des évêques, des *exercices* (exorcismes).
« Nous sommes cinq dans la femme. A présent, il n'y en a que deux

« qui parlent... Oh ! ce sera bien autre chose tout-à-l'heure, lors-
« que la femme passera dans le pays où est le tombeau de ses an-
« cêtres, près de l'église où elle s'est agenouillée, innocente (tex-
« tuel). Oh ! c'est là que nous la torturerons tous ensemble ; vous verrez, sacré....! » (La malade devait passer ce jour-là par les Jetz, son pays natal, pour se rendre à Sallanches).

Enfin, comme chez Angélique Baud, l'accès tombe tout d'un coup, brusquement, sans transition aucune. Notre possédée se relève, passe la main dans ses cheveux, demande de l'eau à son mari, et en avale un plein bassin, comme une simple mortelle. Je m'approche d'elle et l'interroge de nouveau : ses réponses sont justes, simples, naturelles. — Elle ne souffre pas, et ne se rappelle rien. Les accès s'annoncent aussi chez elle par un serrement à l'épigastre.

Elle a un enfant de trois ans, atteint de dyssenterie ; je l'examine et l'interroge avec bienveillance. Cette femme en est reconnaissante ; sa sollicitude maternelle se réveille en songeant à son départ ; elle recommande à son mari de suivre avec exactitude mes conseils, — les répétant dans son patois pour mieux les lui faire comprendre.

La femme Berger, comme toutes les autres, éprouve des dérangements dans les fonctions gastriques. Après ses accès, elle demande toujours à boire ou à manger. Tous les *vendredis*, elle se rend chez M. Baud, l'ancien maire, jeune artiste de talent, perdu dans ces montagnes, pour lui demander *du lard*, et souvent elle le mange cru, et toujours avec avidité. Ce détail, — je le tiens de M. Baud lui-même. — Notons ce rapprochement, comme singularité, à savoir que le démon qui possède cette femme est damné pour avoir fait *gras* un *vendredi*.

Observation de Péronne Marulaz, prise à l'hôpital de Thonon. — Cette fille est âgée de 18 ans, bien réglée, — figure douce, intelligente, tempérament lymphatique, nerveux.

L'accès commence par un hoquet, et des mouvements de déglutition, par la flexion et le redressement alternatifs de la tête sur le tronc, par les convulsions des parties supérieures ou sus-diaphragmatiques. Puis, après plusieurs contorsions qui donnent à sa figure si douce une expression effrayante : « S..... médecin, s'écrie-t-elle, « je suis le diable..., tu veux me faire sortir de la fille, je ne te « crains pas... viens... Il y a quatre ans que je la possède, elle est « à moi. J'y resterai. — Que fais-tu dans cette fille ? — Je la tour- « mente. — Et pourquoi, malheureux, tourmentes-tu une personne « qui ne t'a fait aucun mal? — Parce qu'on m'y a mis pour la tour- « menter. — Tu es un scélérat. » — Ici je m'arrête, abasourdi par une avalanche d'injures et d'imprécations.

Je prends ensuite le bras de cette malade, je fais un pli à la peau, que je traverse de part en part avec une aiguille ordinaire ; le sang coule, elle ne sent rien.

Enfin, elle se redresse, passe ses mains sur sa figure, comme une personne qui se réveille ; et tout est dit.

Après Péronne Marulaz, et dans la même chambre, Angélique Baud que nous connaissons déjà, prend deux accès à peu d'intervalles l'un de l'autre. Mais comme ils ne diffèrent pas sensiblement, quant au fond, de celui dont j'ai donné la description, je les passe sous silence.

A Morzine, j'ai encore vu plusieurs de ces malades hors l'état de crise ; c'était des jeunes filles, grasses et fraîches, jouissant de la plénitude de leurs facultés physiques et morales. A les voir, il était impossible de supposer chez elles l'existence de la moindre affection.

Après avoir esquissé à grands traits l'historique et le tableau symptomatique de cette démonie, passons aux renseignements que je dois à l'obligeance des docteurs Buet, de Morzine, — Tavernier, Noel, Geoffroy, Dubouloz, de Thonon, et à ceux que j'ai recueillis sur les lieux mêmes. J'éliminerai, bien entendu, les faits qui manquent d'authenticité ou qui n'auraient pas été soumis à un contrôle suffisant, ainsi que les contes plus ou moins fantastiques, enfants d'une imagination malade ou frappée, et qui ne feraient que montrer encore jusqu'où peut aller, dans ses aberrations, l'esprit humain, quand il est une fois dévoyé de la raison : telle cette histoire de possédées qui restaient suspendues aux feuilles des arbres, de ces hommes changés en pigeons, etc., etc., et autres hallucinations de ce genre : je me bornerai à la narration des choses qui ont été rigoureusement observées et attestées par des personnes dignes de foi.

Dans leurs accès, certaines malades se livraient aux actes ordinaires de la vie, comme elles l'auraient fait dans l'état de veille. Une religieuse de l'hôpital de Thonon me racontait, entre autres choses, qu'une de ces filles ayant demandé à boire, en *état de crise*, on lui présenta de l'eau qui était tiède. Elle se fâcha, et, prenant une cruche, elle courut en chercher elle-même à la fontaine de la maison, se désaltéra, puis revint, toujours sous l'influence du somnambulisme, s'appuyer sur son lit où elle se débattit un instant et se réveilla enfin comme si elle sortait du sommeil le plus tranquille.

Quelques malades ont montré une adresse et une agilité extrêmes : elles ont gravi les sentiers les plus difficiles et les plus escarpés avec une vitesse incroyable, sans faire le moindre faux-pas. « J'en « ai vu, dit le docteur Tavernier, dans un de ses rapports, franchis« sant des tables, montant aux échelles comme d'habiles saltim« banques ; quelques-unes grimpaient sur les arbres comme des « chats. » Et j'ajouterai : « qu'elles en descendaient de même, c'est-à-dire la tête en bas et les pieds en l'air, en se livrant à une

[library stamp]

foule d'évolutions plus périlleuses les unes que les autres, » d'après le dire de plusieurs habitants de Morzine.

L'exaltation des facultés intellectuelles a été observée chez un grand nombre de personnes. Quelques-unes s'érigeaient en prophète, et, nouvelles Jérémie, elle faisaient à Morzine des prédictions sinistres, adjurant les habitants *de se convertir*, dans un langage et avec un ton déclamatoire qu'on ne leur connaissait pas.

« L'une de ces filles, dit le docteur Tavernier, parlait avec une « grande volubilité, se rappelait tout le passé ; une autre voulait « prédire l'avenir, annoncer ce qui avait lieu en ce moment dans « des endroits éloignés. »

La mémoire est, de toutes les facultés, celle qui a fait, passez-moi cette expression, les tours de force les plus surprenants. C'est, grâce à elle, qu'on peut expliquer les citations latines ou allemandes qui leur échappaient, car il est notoire que ces langues leur étaient complètement inconnues.

Les agents des mouvements ont aussi participé à cette exaltation. On a vu souvent de très-jeunes filles défier la force d'hommes robustes qui voulaient les contenir.

Le nombre des diables qui ont fait choix de domicile dans le corps de ces hallucinées est très-variable : il est allé jusqu'à dix-huit chez une fille Berger, — onze de plus que chez Jeanne de Belfiel, la supérieure des Ursulines de Loudun !

Quant aux convulsions qui sont un des symptômes caractéristiques de l'accès, elles appartiennent aux convulsions cloniques, c'est-à-dire qu'elles sont irrégulières, tumultueuses.

Si le fond de l'épidémie est resté le même depuis son commencement, la forme a varié, non seulement suivant les sujets, mais encore suivant les temps et le milieu. C'est ainsi qu'à l'invasion du mal, d'après le docteur Buet, les malades ne se livraient qu'à des scènes de mimique, à des pantomimes sans proférer une parole, et que ce n'est que plus tard qu'elles ont poussé des cris et articulé des sons. La même chose a déjà été signalée chez les Ursulines de Loudun par M. Louis Figuier, dans son ouvrage si plein de charme et de science, heureuse union dont lui seul a le secret : *Histoire du merveilleux dans les temps modernes.*

Non seulement l'épidémie, mais encore les accès ont subi des modifications dans leur retour, leur durée, leur fréquence, leur intensité, etc., comme on l'observe dans toutes les affections spasmodiques et nerveuses. Ainsi, certains malades ont pu retarder leurs crises, les arrêter même, par une forte volonté, une violente contrainte. Mais les souffrances, au creux de l'estomac, devenaient alors plus violentes. D'autres fois, une menace, une impression morale vive ont produit le même effet. Hecquet, Nicole, Boërhaave, etc., citent plusieurs exemples de ces deux faits. Un jour, il a suffi de placer à la porte d'un couvent des soldats et de menacer les nonnes possédées de les faire fouetter publiquement, pour les guérir. Et, sans aller si loin, à Morzine même, on a vu des parents bien avisés, faire des cures merveilleuses, en menaçant leurs enfants de leur couper le cou.

Un homme qui, par sa position et son caractère, ne doit laisser aucun doute sur sa véracité, me dit un jour que, s'étant trouvé seul avec une possédée durant sa crise, il fit le simulacre d'un geste attentatoire à la pudeur, et que l'accès cessa tout-à-coup. Ce fait ne m'a nullement surpris. Ne voit-on pas, en effet, souvent un état morbide dû à une cause morale, être modifié, interverti ou même arrêté par une autre cause du même ordre, plus forte et agissant en sens contraire.

Mais une chose surtout m'a vivement frappé. Comparant cette épidémie aux épidémies semblables qui ont existé dans les siècles précédents, et concluant de l'analogie des symptômes à l'identité de nature, j'avais d'abord cru voir ici une hystérie avec toutes ses ormes, et j'avais recherché les signes d'érotisme dont les Ursulines de Loudun, les convulsionnaires jansénistes et les *nonnains* d'Allemagne, en particulier, avaient si souvent donné le spectacle. Mais ces investigations n'ont abouti qu'à un résultat négatif. Jamais aucune de ces filles, quelles que fussent la violence, l'époque (menstruelle ou non) de ses accès, n'a prononcé une parole obscène ou même équivoque, ni fait un geste indécent. Si l'*Esprit maudit* qui la possède aujourd'hui a été un impudique pendant sa vie, — car beaucoup de ces êtres ont vécu et porté des noms connus dans le pays, — s'il a tenu des propos licencieux, une fois damné, il se sera transformé, il faut bien le croire, car il se garde de blesser les mœurs et ne profère plus que des jurons ou des imprécations !

Cette chasteté, cette pudeur si exceptionnelles dans une semblable épidémie, ne s'expliquent-elles pas par l'intégrité des fonctions utérines, et par un plus haut degré de moralité régnant dans le pays ? Cette même circonstance ne rend-elle pas compte de la prédominance des convulsions sus-diaphragmatiques que nous avons signalées ? N'y voyons-nous pas aussi une raison de croire que cette hystérie—si hystérie il y a—est uniquement cérébrale, et qu'elle n'a aucune connexion, soit organique, soit fonctionnelle avec l'utérus ?

A Morzine, comme autrefois à Loudun et ailleurs, il y a des magiciens, des sorciers qui *jettent des sorts*. On cite, entre autres, un meunier du nom de Chanplane ou Chauplane qui a longtemps été en butte à la fureur de ces énergumènes. Frappé de la réprobation générale, son moulin est resté dix-huit mois fermé, et ce malheureux a touché à sa ruine.

Aujourd'hui, l'Urbain Grandier du lieu est un nommé Jean Berger qui exerce le métier de cordonnier et remplit en même temps les fonctions d'adjoint au maire qu'il remplace assez habituellement. De tous ceux qui ont fait des pactes avec le diable et qui lui ont vendu leur âme, il serait, dit la crédulité publique, le plus redoutable, et il a amoncelé sur sa tête le plus de colères. A l'infortuné curé de Saint-Pierre on fit autrefois un procès en toute forme, on lui dressa un bûcher juridique : Jean Berger ne courrait pas un tel danger de nos jours ; mais la populace, trop éternellement la même, a failli plus d'une fois se faire justice de ses propres mains. Que de misères il a supportées ! que de dangers il a courus ! S'il est encore de ce monde, il ne le doit qu'à des avis charitables et à la vitesse de ses jambes. Une nuit, entre autres, pour se soustraire aux coups de ces fanatiques, il s'est enfui à moitié vêtu, et a traversé les eaux glacées de la Dranse, au péril de ses jours. Ces attentats, dignes des temps barbares, avaient pris un caractère tel, que le tribunal de Thonon dut intervenir. Dans une séance plus qu'orageuse, dont tout le monde a gardé le souvenir, il a condamné, parmi les plus compromis, la fille Baud que nous connaissons déjà, et trois hommes non possédés, mais parents de possédées, à une forte amende et à un emprisonnement de trois ou quatre mois. Cette leçon, sans être stérile, n'a cependant pas produit tous les fruits qu'on pouvait en attendre : les convictions sont restées les mêmes, et, si Jean Berger n'est plus en butte aux attaques et aux violences de ces forcenés, il n'en continue pas moins à passer pour un mauvais génie, — si bien qu'il a dû se placer sous la sauvegarde d'une brigade de gendarmerie.

J'ai vu ce sorcier : il n'a aucun des traits sous lesquels la fantaisie s'est plu à dépeindre ces êtres imaginaires. Représentez-vous une grosse figure, ronde, haute en couleur, corps petit et replet, tel est notre homme au physique. J'ai eu une longue conversation avec lui. Si on l'accuse, m'a-t-il dit, de sortilége, c'est parce qu'il est incrédule ou *rouge*, et qu'il a toujours combattu l'idée délirante de ces malades. Il se défend vivement, bien entendu, d'être le chef d'une légion de démons, et d'avoir à son service le moindre diablotin.

Maintenant que nous avons présenté les symptômes psychiques et nerveux de cette affection qui a évidemment son point de départ dans le cerveau, voyons ce qui se passe dans les autres organes.

L'aspect de santé que présentent ces démoniaques, nous fait, *à priori*, rejeter toute pensée de lésion profonde. A l'examen, on ne rencontre aucun signe de maladie, ni du côté du cœur, ni du côté du poumon, de la rate, du foie, des reins, etc., ni même, ainsi que je l'ai fait remarquer, du côté de l'utérus. Tous ces organes fonctionnent admirablement.

Il n'en est pas de même de l'estomac où l'on trouve, non pas des lésions organiques, mais des troubles fonctionnels. Au début de l'épidémie, les docteurs Buet et Tavernier ont observé tous les signes de l'embarras gastrique. Ces signes ont disparu aujourd'hui ; mais il existe encore chez toutes ces malades des appétits bizarres, des dégoûts pour certains aliments, une appétence exagérée pour d'autres, le café surtout ; bouche mauvaise, nausées, éructations, gêne, barrement à l'épigastre, faim ou soif immodérée après les accès.

Quelques-unes éprouvent une répugnance invincible pour toute espèce d'aliments et restent plusieurs jours sans rien prendre ; d'autres, au contraire, sont en proie à une faim canine et aux vomissements. En un mot, toutes les perturbations de l'innervation, dyspepsiques ou autres, se retrouvent chez les filles de Morzine : mais, du côté de l'organe lui-même, on ne peut constater aucune altération, aucun changement appréciable aux sens, si ce n'est qu'il est quelquefois tympanisé.

Ces phénomènes sont si bien caractérisés, que l'on peut se demander si le centre gastrique ne serait pas lui-même le point de départ de cette affection, au même titre que l'a été l'utérus dans une foule d'épidémies de ce genre. Quoi qu'il en soit de cette interprétation, je crois qu'il est important de tenir son attention fixée, au point de vue du traitement, sur un ordre de symptômes dont la manifestation est si constante.

TERMINAISON. — Beaucoup de ces malades ont guéri soit spontanément, soit à la suite d'un voyage, d'un pèlerinage ou de la séquestration. Parmi celles que l'on avait éloignées momentanément de leur pays, un grand nombre a rechuté en y rentrant. Celles chez qui la guérison s'est maintenue ont conservé quelque chose d'insolite dans le caractère, notamment une grande irritabilité. Les autres, en petit nombre, sont tombées dans la démence, et vivent encore. Un seul cas, jusqu'à ce jour, s'est terminé par la mort, après avoir passé par différentes phases de l'aliénation mentale. Aucun des moyens thérapeutiques que l'on a employés n'ont eu d'influence ni sur la marche ni sur la terminaison de cette maladie; quant aux exorcismes et autres pratiques religieuses auxquelles quelques personnes ont cru pouvoir attribuer certaines guérisons, il est manifeste que ces moyens ont été plus nuisibles qu'utiles; car, comme l'a dit le docteur Tavernier : « Plus on exorcisait, plus le mal augmentait. » Ce fait est si vrai, l'influence fatale de ces pratiques religieuses si palpable que l'autorité supérieure a dû intervenir; et pour les faire cesser, elle s'est vue obligée de changer le curé et ses deux vicaires, les principaux exorcistes.

ÉTIOLOGIE. — Parmi les causes, nous notons 1° l'*hérédité*. Je n'ai point fait de recherches dans les documents écrits, si toutefois il en existe, pour savoir si cette maladie s'est déjà montrée à Morzine à une autre époque; le temps m'a manqué, et les renseignements oraux que j'ai recueillis sur cette question ne m'ont apporté aucun éclaircissement. Mais si je n'ai pu constater que la démonie a déjà régné, il y a un fait avéré qui a une très-grande importance au point de vue de l'étiologie, c'est que les cas d'aliénation mentale sous toutes ses formes sont excessivement fréquents dans ces pays montagneux. Chaque localité a, pour ainsi dire, son genre de folie particulier. Ainsi, dans le village de Labaume, et notamment dans le hameau de Nicodel, il régnait naguère une véritable épidémie de suicides par pendaison. A Morzine, c'est la monomanie de la submersion qui prédomine. D'un autre côté, en compulsant les registres de la mairie, en interrogeant la tradition, on retrouve presque toujours dans la généalogie de nos possédées des cas d'une affection mentale ou nerveuse quelconque : hystérie, épilepsie, chorée, folie, etc. Pour ceux qui savent sous combien de faces peuvent se produire les troubles de l'innervation et de l'intelligence, et avec quelle facilité ils se propagent par voie de génération, il ne sera pas difficile de comprendre le rôle important que les prédispositions héréditaires ont joué dans la production de cette forme spéciale d'aliénation mentale. Pour compléter cette étude étiologique, ajoutons que les alliances ne se contractent qu'entre personnes de la même localité, et que les mariages sont en grande partie consanguins.

2° *L'âge et le sexe.* — C'est sur les enfants et principalement sur les jeunes filles que sévit cette épidémie. On l'a vue, il est vrai, attaquer des hommes, des femmes enceintes, des femmes mariées et des vieilles filles ; mais ces cas sont très-exceptionnels : « En « août suivant (1857), dit le docteur Tavernier, je fus délégué par « le conseil de santé pour aller prendre connaissance de la maladie. « Je constatai vingt-deux cas dans la commune. L'épidémie n'avait « atteint que des filles de huit à seize ans, excepté un garçon de « douze ans et une fille de vingt-un ans. »

Ce fait s'explique par la plus grande impressionnabilité du système nerveux dans ce sexe et à cet âge.

3° *La lecture des livres traitant de magie et de sortilége.* — Cette assertion ne me paraît pas solidement fondée. Ces livres, en effet, ne seraient apportés dans le village que par les émigrants. Or ces habitants qui, pour exercer leur métier, vont se mettre en rapport avec un monde plus civilisé, sont précisément les plus entachés d'incrédulité à l'égard des sciences occultes, et puis je n'ai rien constaté moi-même de semblable, malgré mes recherches. D'un autre côté, les hommes de Morzine ne sont pas les seuls, dans cette vallée, qui s'expatrient momentanément : ceux de Montriond, de Saint-Jean-d'Aulph, d'Essert-Roman, de Labaume, etc., font comme eux, et se trouvent par conséquent dans des conditions identiques. Cependant on ne compte chez ces derniers qu'un seul cas de démonie. Cette cause doit donc évidemment être écartée.

4° *La continence.* — Morzine passe pour un pays très-moral, où la débauche est presque inconnue. Par une habitude déjà ancienne, les filles ne se marient qu'à l'âge de vingt-cinq ou trente ans ; les jeunes femmes, comme on le sait, restent séparées de leurs maris une grande partie de l'année. Ces faits, je les livre sans commentaires : les conclusions ressortiront des citations dont je vais les faire suivre, et que j'emprunte à l'ouvrage si bien fait de M. Louis Figuier.

Cet auteur dit, en parlant des filles de Saint-Médard : « On en a guéri plusieurs en les mariant, et un plus grand nombre se sont guéries elles-mêmes en se livrant au libertinage. »

« Dans l'épidémie dite des *nonnains*, l'une des plus célèbres que l'on ait vues en Allemagne, on eut aussi recours au mariage, pour mettre fin aux désordres de ces convulsionnaires, lesquelles, d'ailleurs, guidées par l'instinct de leur mal, avaient déjà commencé à se traiter elles-mêmes dans ce sens, en faisant passer des jeunes gens la nuit par-dessus les murs de leur couvent (1). »

---

(1) « Il serait à désirer, dit le docteur Marc Dunan, dans un « ouvrage qu'il publia à Saumur, en 1634, en parlant des nonnes

A ces faits qui sont assez éloquents et qu'on pourrait, au besoin, multiplier, ajoutons l'autorité imposante d'Esquirol qui cite le veuvage comme cause efficiente de cette maladie.

5° *L'imitation.* — *Epidémie.* — Tous les auteurs signalent cette cause. On sait, en effet, la place qu'elle occupe, non seulement dans les affections nerveuses, mais encore dans les actes physiologiques qui se produisent tous les jours sous l'influence du système cérébro-spinal. Qui de nous n'a observé des faits de contagion pour le rire, les pleurs et le bâillement ? Est-il nécessaire d'énumérer, dans l'ordre pathologique, les exemples cités par tous les auteurs qui ont traité cette question ? Il suffit de rappeler ce que l'on a vu si souvent à Morzine. Combien de fois, en effet, lorsque ces malades étaient réunies, soit dans des maisons particulières, soit à l'église ou sur la place publique, ne sont-elles pas entrées en danse à la suite les unes des autres, sans que, pour expliquer ce fait, on ait pu invoquer d'autre cause que l'imitation ? N'est-ce pas encore par imitation et par l'exaltation continuelle de leur esprit, que la maladie des Ursulines de Loudun a gagné les PP. Lactance et Tranquille, ces fameux exorcistes, qui succombèrent au mal qu'ils prétendaient guérir chez leurs possédées ;—et le père Surin, et le chirurgien Maunouri, etc. ?

6° *Le fanatisme religieux.* — Que dirai-je maintenant du fanatisme religieux ? Demandez aux habitants sensés de Morzine et des pays voisins ce qu'ils en pensent. Voyez l'épidémie croître à mesure que les exorcismes se multiplient ; venez assister à ces cérémonies religieuses qui, parfois, dégénérèrent en scènes déplorables. Entrons dans le temple. C'est un jour de grande fête, on étale toutes les pompes et les splendeurs du culte. C'en est fait de toute

---

« de Loudun, que de tels esprits ne s'adonnassent pas à la vie soli-
« taire et religieuse ; car la fréquentation ordinaire des hommes
« leur pourrait servir de préservatif contre de tels maux. »

la légion des démons ; ils vont être refoulés et anéantis. L'eau bénite de saint Gras, dont on fera une distribution générale, va les submerger, les engloutir à tout jamais. — Cette eau miraculeuse est un mélange d'eau et de terre de Saint-Gras, pays voisin qui possède un thaumaturge fameux ; elle rappelle celle du cimetière de Saint-Médard, que les malades buvaient et qui chassait de leurs corps non pas les diables, mais leurs humeurs peccantes et atramentaires.—Les fidèles sont nombreux,la foi est ardente; l'espérance rayonne sur tous les visages. Ces infortunés vont enfin voir le terme de leurs tortures ! Chacun s'approche, un vase à la main... Mais...

Mais, ô déception ! ô malheur ! l'eau bénite va manquer ; il n'y en aura pas pour tous.... Alors, pareille à un torrent impétueux, la foule se précipite vers le bassin sacré.. On se heurte, on se pousse ; on n'entend que des cris et des trépignements ; la mêlée devient générale, les vases volent en éclats. Enfin on allait en venir violemment aux mains sans respect pour le saint lieu, lorsqu'une voix, dominant le bruit, se fit entendre : elle promettait pour le lendemain une distribution plus abondante et plus efficace. Les esprits alors se pacifient peu à peu, et l'on se sépare, non sans quelques habits déchirés, et non sans contusions plus ou moins nombreuses.

Un autre jour, le curé, ou mieux éclairé, ou parce qu'il se sentait sous le poids d'une défaveur (c'était peu de temps avant son changement), voulut se rétracter en chaire. Lorsque, après le préambule obligé, il dit à ses paroissiens que l'épidémie qui les désolait était une maladie naturelle, connue de la science, et non une possession diabolique, il y eut un affreux tumulte. Toutes ces femmes tombèrent en crise simultanément, renversant, brisant les bancs de l'église, et se roulant par terre pêle-mêle avec les enfants et les hommes qui s'efforçaient vainement de les contenir. Elles profèrent des jurements effroyables, inouïs ; interpellent le prêtre dans les termes les plus injurieux : « Ce n'est pas ce que tu nous disais, s'écriaient-elles, sac. cal. sac. ch., etc., etc. ; » si bien qu'il dut descendre précipitamment de chaire et mettre fin à cette cérémonie.— Hélas ! le grain qui était tombé de ses mains avait déjà poussé de profondes racines ; il n'était plus en son pouvoir de l'arracher.

La cause de la superstition était si bien gagnée que la vue d'un prêtre, d'un chapelet, un signe de croix, un mot de religion, vont suffire pour ramener les accès ; que les malades ne pourront plus même entendre émettre le moindre doute sur la réalité de leur possession ; qu'ils ne pourront plus prier, ni remplir aucun devoir religieux, alors qu'ils se livrent sans peine et le plus naturellement du monde à tous les autres exercices et devoirs sociaux.

Nature de l'épidémie. Est-ce une hystérie, une démonie, ou une hystéro-démonie ? Y a-t-il de l'extase, de l'hypnotisme ou du somnambulisme, de l'épilepsie, de la catalepsie, etc. ? Voilà tout autant de questions que je pourrais me poser au point de vue du diagnostic différentiel, mais je dois me borner. — Je m'arrêterai à la première de ces demandes.

D'abord, est-ce une hystérie ? Beaucoup de symptômes rapprochent l'épidémie de Morzine de l'hystérie : tels que la sensation d'une boule qui remonte de l'épigastre au cou. (Notons en passant que le véritable globe hystérique part le plus souvent du bas-ventre, et que chez nos malades il vient toujours de l'épigastre), les suffocations, les convulsions, etc. Mais elle s'en éloigne par la perte de connaissance qui est entière et constante dans notre démonie, tandis qu'elle est rare et incomplète dans l'hystérie. Là, point de prodromes avant, point de fatigues après l'accès ; la menstruation est normale ; les convulsions sont cloniques. Les hystériques éprouvent au contraire des symptômes précurseurs de l'attaque, des dérangements divers qui se prolongent plus ou moins longtemps après ; les règles sont irrégulières : — dysmenorrhée, — amenorrhée, — spasmes et convulsions toniques, etc.

Est-ce une démonomanie, telle que nous la dépeint Esquirol dans son *Traité des maladies mentales*, ou bien, une véritable possession diabolique, une maladie surnaturelle, selon le sens des exorcistes? Cette dernière assertion n'est plus discutable aujourd'hui que les progrès de la science l'ont éclairée. Elle ne mérite pas qu'on s'y arrête.

Ce n'est pas non plus la démonomanie d'Esquirol. Lorsqu'on analyse les cinq observations qu'il rapporte comme type de cette affection, on trouve chez toutes ses malades des modifications dans les fonctions génitales, un âge avancé, une altération profonde de l'état général, une tendance à s'aggraver, une terminaison nécessairement fatale — point de convulsions — et enfin un délire constant avec paroxismes, mais sans accès. Il n'en est pas de même des nôtres, comme on l'a vu. Le seul point de contact qu'il y ait entre les unes et les autres, c'est que toutes se croient dominées par une puissance infernale. — Ainsi, analogie quant à la forme — dissemblance complète quant au fond. Si, au contraire, on les compare avec les Ursulines de Loudun, les Trembleurs des Cévènes, les Convulsionnaires jansénistes et les Anabaptistes d'Allemagne, on trouvera une ressemblance frappante ; en effet, elles partagent avec ces malades l'insensibilité générale, une force physique extraordinaire, la conservation de la santé, des accès séparés par des intervalles lucides, les convulsions cloniques, l'exaltation des facultés intellectuelles, l'extase, le somnambulisme, l'oubli complet de ce qui s'est passé durant les crises, etc., etc., et enfin le délire démoniaque, l'idée de possession. Mais faisons remarquer ici que le délire prend ordinairement le caractère des idées dominantes dans chaque pays, chaque parti ou secte religieuse.

Ainsi les Prédicants du désert, les Anabaptistes, les Calvinistes se croient toujours possédés par l'esprit saint, tandis que les catholiques sont constamment la proie des esprits infernaux.

Quelle est donc, je le répète, la nature de cette affection ? D'après ce qui précède, on voit qu'il n'est pas bien facile de la définir. C'est un ensemble morbide, formé de différents symptômes, pris un peu dans tout le cadre pathologique des maladies nerveuses et mentales ; en un mot, c'est une affection *sui generis*, à laquelle je conserverai, attachant peu d'importance aux dénominations, le nom d'*hystéro-démonie* qu'on lui a déjà donné.

Traitement. — Le traitement ressort naturellement de l'étude des causes et des symptômes. Il est hygiénique, pharmaceutique et moral. Je serai bref.

Les habitants de Morzine se nourrissent très-mal, ne mangent jamais, ou presque jamais, de viande, boivent peu d'un mauvais vin qu'ils ne peuvent se procurer qu'avec beaucoup de peine, — faute de routes praticables. — Une nourriture plus substantielle, plus tonique est donc nécessaire ; mais ce ne sera longtemps qu'un desideratum, tant qu'on n'aura pas ouvert des voies de communications qui établiront des rapports entre ces habitants et le chef-lieu d'arrondissement, et autres centres d'approvisionnements.

Nous avons vu l'influence de l'hérédité et des mariages consanguins comme cause prédisposante.

Il résulte de cette observation que le mélange des sangs, ou pour me servir d'une expression plus significative, le croisement des races, devient obligatoire. Ici encore, ce conseil ne pourra pas être appliqué tant que ces habitants seront ainsi séquestrés au fond de leurs montagnes, privés de toutes communications, et partant sans moyens de voir et de connaître des personnes avec lesquelles ils pourraient contracter des alliances.

Je ne m'étendrai pas longuement sur le traitement pharmaceutique ; nous savons déjà qu'il a été inutile. Je me permettrai une simple remarque. N'aurait-on pas employé trop exclusivement chez ces malades, soit les moyens, dits généraux, comme les bains, les frictions, etc., soit ceux qui appartiennent à la classe des antispasmodiques et qui ont dû naturellement se présenter les premiers à l'esprit du médecin ? S'est-on adressé à toutes les indications spéciales ? Rappelons-nous les troubles nombreux et divers que nous avons notés du côté de l'estomac ; eh ! bien, il y a là, je crois, un traitement spécial à instituer, suivant les personnes et suivant les symptômes. Je ne doute pas que des modificateurs adressés à cet organe n'aient une heureuse influence sur la marche de la maladie. Il est bien entendu que l'emploi des médicaments ne nous fera pas négliger l'hygiène que je place, dans ce cas, en première ligne.

Enfin, aux causes morales nous opposerons des moyens moraux. C'est à la sagacité du médecin chargé de ces malades, avec le concours de l'autorité civile, qu'il appartient d'en faire l'application et d'en varier l'emploi. Déjà nous avons vu la séquestration mise en pratique ; nous en avons constaté les résultats. Si les guérisons qu'elle nous avait d'abord données ne se sont pas toujours maintenues (nous savons en effet que beaucoup de malades ont rechuté en rentrant chez eux) elle pourra devenir plus efficace par la suite, si nous avons soin de la prolonger davantage et de l'appliquer sur une échelle aussi étendue que possible.

Mais de toutes les causes de cet ordre, celle qu'il importe le plus de combattre, c'est le fanatisme, l'ignorance, la superstition. Médecin du corps, je n'aborderai ici ces hautes considérations philosophiques et religieuses, ni dans leur théorie, ni dans leur application. Je laisserai aux médecins des âmes cette grande et noble mission. Ils sauront, j'en suis sûr, la remplir avec autant de zèle que de charité et d'intelligence, et mettre en pratique le conseil qui ressort si bien des paroles pleines de sens que cet ancien cardinal de Lyon adressait à l'exorciste Barré : « Eh ! ne voyez-vous pas que, quand même ces filles ne seraient pas effectivement possédées, elles croiraient l'être sur votre parole. »

BIBLIOTHÈQUE IMPÉRIALE

www.ingramcontent.com/pod-product-compliance
Ingram Content Group UK Ltd.
Pitfield, Milton Keynes, MK11 3LW, UK
UKHW021031200726
13857UKWH00004B/1702